糖
嗜甜成癮

糖與吃糖；
不為人所察覺之後果

Zucker — Die süße Sucht

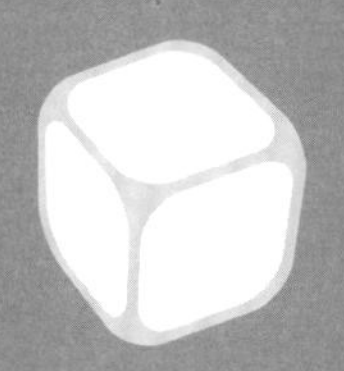

作者：Dr. OTTO WOLFF（奧托・沃爾夫）
翻譯：王新艷
審訂：許姿妙 醫師

德國圖書館出版品預行編目（CIP）資料

擁有健康的生活方式還是病痛的人生之系列叢書/人智醫療協會

---（地址）

D-75378 Bad Liebenzell-Unterlengenhardt.

Nr.151.糖—嗜甜成癮；糖與吃糖；

不為人所察覺之後果 /奧托・沃爾夫著

1997年第三版

ISBN 978-3-926444-25-7

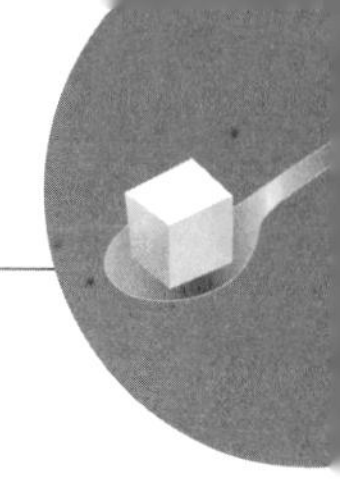

糖與吃糖；不為人所察覺之後果

近些年，人們對糖的指控越來越多了，糖已被認作是造成眾多疾病的元兇。一旦因此生了病，人們便只能遵守一個原則：糖尿病患者不許吃糖。因為病患的身體已經沒有辦法正常的轉化和利用糖分，而且，吃糖對牙齒非常不好。首先是 Cleave和 Campbell，以及Yudki1n[1]（還有其他專家們）在他們出版的著作中，借由很多例子證明：

糖是導致生病之要素，它幾乎可以引起所有的疾病或者可使原有病情惡化。在相關的德文出版物中，尤其典型的代表便是Dr.M.O.Brucker[2]，他在他的許多著作中都曾一再指出，商業上慣用的工業製糖不僅可以導致疾病或是使疾病惡化，而且它也會引起人體對食物的消化不良以及給身體帶來多方面的代謝紊亂。

因為人們在食物的攝取上有著很大的衝動和盲目性，在食品的宣傳代言這個特殊領域也存在一種現象：宣傳者他們自己，哪怕是一丁點兒甜品都不去碰，卻如此堅決的鼓吹他人食用。想要解決這一問題，不能單單憑直覺，也不可以僅僅依靠觀察或是做實驗來尋求答案。人們還是可以進一步的深入研究糖這一物質以及它與人們有著怎樣的特殊關係。為了能有一個判斷的依據，讓我們首先試著從這一物質的本質開始討論。

糖，依照眾所周知的含義，是指一種從甜菜或者甘蔗中提煉及純化出來的甜的物質。化學家們把這種物質稱作蔗糖，它是一種「雙糖」，也就是說，它是一種葡萄糖和果糖的化合物，這兩種物質（譯注：指葡萄糖和果糖）結合之後，便完全形成了一個「集束能量彈」。化學含義上的糖類有很多種，每一種的口感又都非常不同。比如說，果糖的甜度就是葡萄糖的三倍。乳糖是一種雙糖（是葡萄糖和半乳糖的化合物），吃起來只是微甜。除此之外，也

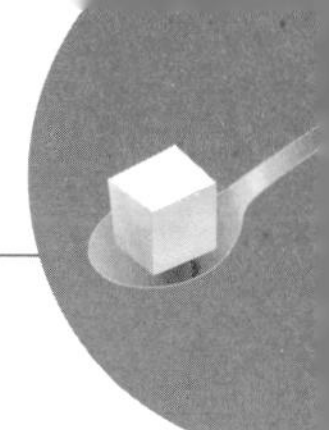

有少許化學含義上的糖類，對人們來說是嘗不出甜味的。另外，自然界中還存在一些植物（雖然種類不多）含有比糖還要甜的物質成分。最終，人們得以製造出一些合成的物質，它們的甜度可以達到糖的4000倍之多，然而，這些合成物裡不含任何糖，也沒有什麼營養價值。不過，這一點，我們在此就不多加談論了。

正如其名，乳糖僅僅存在於牛乳中，果糖主要是在水果中，當然花朵的蜜汁也含有果糖，因此，蜂蜜中含有大約50%的果糖。葡萄糖不僅僅存在於葡萄中，幾乎每一種植物的汁液中都含有葡萄糖，人類和動物的血液裡也有（雖然含量很微少，但對生物體來說意義重大）。葡萄糖中，除了含有50%的果糖，另外50%的糖分則是來自於花蜜，或者更確切的說，出自於蜂蜜。葡萄糖可以說是大自然中最為普遍常見的糖類了。

人們應該清楚，糖，這一物質，在自然界中絕不是以孤立的形式而存在的，這種獨立存在的情形只出現在某些相當少量的甜類植物中，即便如此，糖在這些植物中也是始終與其它物質相互關聯的。大自然中存在的唯一的含有濃縮糖分的物質便是蜂蜜（這一點，我們之後再討論）。人類的正常標準血糖值為：大約每100毫升血液中要含有100毫克的葡萄糖。葡萄糖對於人體的每一種細胞代謝都是非常必要的，尤其是神經細胞。這個標準的血糖值如果大幅下降的話，那麼人體器官的所有功能都會或多或少的變弱。此外，它還會導致整個身體變得虛弱，甚至到身體出現抵抗力低下以及完全失控的狀況（見下文）。

假如這一數值繼續下降的話，首先便會出現昏迷，接下來是死亡。

如果糖分被及時的輸送進人體的話，上述這些狀況大多在幾秒鐘之內便得以消除。所以，糖顯然可以說是人們生活中的必需品。

正是源於這一點，人們在對糖的認識上產生了諸多的誤解：因為有些時候，糖真的是非常快速而有效的，比如說，由於工作過度勞累而導致血糖降低時，只要補充糖

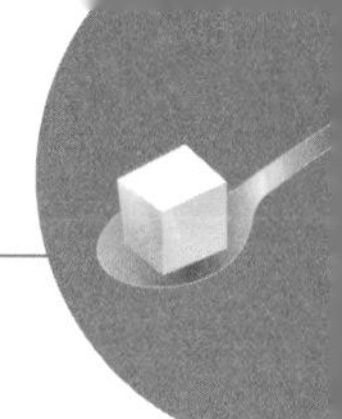

分便能解除疲勞，於是人們認為，這種「療法」可以隨意的一再頻繁使用，甚至把它看作是一種必需品，是在滿足身體對於糖的真正「需要」。然而，事實上，便會出現接下來的問題：糖，與其它任何一種食物相比（特別是葡萄糖還有一般的市售糖類），能夠立即快速的被吸收到血液裡去。正是由於這種快速的吸收，人們的身體內很快便充滿了大量的糖分。當人們的血糖值上升到相當的高度時，人們的身體則會用大量排出胰島素的方式來回應它。這樣就會導致所謂的低血糖性血糖不穩，也就是導致「低血糖」，人們相信這種狀況必需繼續補充糖分才能排解。但是用這種方式，人們便會產生對甜品上癮。再來便是眾所周知的了：滿足了一種「需求」，因而會產生另外一種新的，而且多半是更為強烈的需求。所以，要想穩固的治療這種低血糖的狀況，就不可以給身體輸送糖分（雖然這種方式療效迅速），而是原則上要避免食用任何一種糖類，這也是治療任何一種癮癖的必要過程。

如果有人總是覺得，每間隔一段時間他便無論如何需要吃一些甜食，否則的話就無法工作下去。這種情形下，我們確可將此人稱作「有糖癮的」人；這個人甚至會出現自我逃避的現象！毫無疑問，他已經開始慢慢的生病了。上了癮的人首先是試圖尋求些什麼來滿足一下他的癮癖。但是，「Sucht」（譯註：癮癖）一詞並不是出自「Suchen」（譯註：尋求，探求），而是源於「Siech」(譯注：久病不癒），人們早期用該詞來形容那些慢性疾病。然而，「Suchen」和「Sucht」卻是有關聯的，因為「Suchen」是屬於人類的一種行為。所有的科學研究，也可以說整個科學都是一種持續性的「Suchen」(譯註：探索，探求)。如果沒有人類的探索，那麼一切便會處於停滯狀態。現在的問題僅在於：人們是在探求些什麼？舉個例子來說，人們是在尋求一種緊要狀況的解決方案嗎？比如說，解決了一道數學難題或是完成了一項預定的任務，人們便會由此而產生一種持久的滿足感，或是擁有一種「如釋重負」的感覺。不過，這種「尋求」只是單單針對人們的樂趣而言，而且這種「尋求」所帶來的滿足感以及其強度，都要取決於事物的性質，所以說，它僅僅屬於一種短

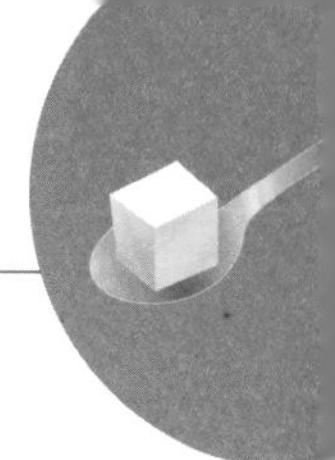

暫的表面上的滿足感。需求和滿足感，二者均要求人們反復「就範」，直至最終完全控制人們的全部。這是一種人們對於某一物質或是某一物體的依賴，這種依賴不僅會導致人們身體機能的紊亂，特別是新陳代謝之紊亂，而且也會削弱人們的品格。

與這種醉心於享樂之「尋求」相反，真正的「探求」是一種精神層面的問題，它需要人們持久不懈的努力，透過努力控制自身對於某一事物的依賴而增強人們的品格。

事實上，那種持續重複並且過量的食用糖分的習慣，會給人們的身體帶來很大的負擔，身體經常受到這種攻擊，這一功能是沒有辦法再生的，以致於身體無法再掌控其正常的糖分代謝功能。身體吸收了過多的糖分之後，反而會造成反作用，也即是說，會導致上文中已經論及的低血糖症。人們今天已經瞭解，這種狀況正是糖尿病的前兆。

低血糖的症狀是極其多樣的：它們可能表現為疲倦、

睡眠障礙、出冷汗、顫抖、頭痛、想吃甜食或是服用興奮劑，比如咖啡或是酒精飲料。更遠一點說，還會產生明顯的血壓不穩、肝功能失調、視力障礙、有暈眩感之類的症狀，再者還會出現情緒不穩、抑鬱、恐慌、暴力傾向以及過動的現象，有些時候，還會由此衍生出一些相關的職場或是學校問題！最終會出現注意力無法集中、健忘、以及容易激動的狀況。不過，所有這些症狀並不會同時出現而讓人們有所察覺的。這種低血糖症的最後結果便是，伴隨著血糖值大幅下降，出現嚴重的意識障礙，直至完全失去意識：這個時候，如果沒有得到迅速的救治的話，病人可能就會死亡。

針對血糖做一次性的測量，是說明不了什麼問題的。只有葡萄糖耐受試驗以及做一次所謂的「全日追蹤測試」才能真正反應出血糖的情況為何。大家大概都很清楚，上文描述的那些症狀中的某些情形在現實是很普遍的，比如說：慢性疲勞、抑鬱傾向或是突然工作效率降低。遇到這些情形，很少有人(以及醫生)會想到這是一個由糖而產生的

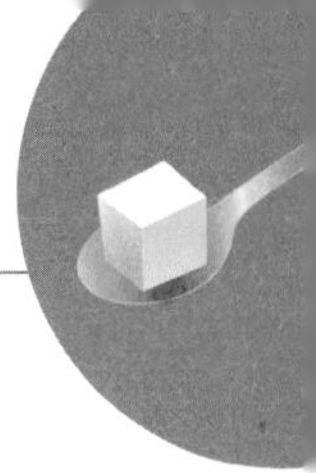

問題。

當然，低血糖也有可能是因為飢餓、受驚、心理壓力過大、過度勞累以及其它更多的因素而造成的。當今社會，人們普遍的毫無鑑別力地選購一些含糖食物，這確是引起目前人們身體不健康的另外一個原因。由於身體裡的糖分負荷過重，不僅僅是身體的糖分代謝功能遭到破壞，而且接下來還會出現脂肪代謝紊亂的狀況，下面這些研究便可以證實這一點：如果人們長期給狗餵食含糖量高的食物，那麼這些狗的體內都會出現膽結石，而通常情況下，狗是不會得這種病的。這樣的實驗雖然明顯地違背了狗的天性，因為狗是一種肉食動物，但是它卻顯示出：膽結石的形成，不像大多數人所說的那樣，絕對不僅僅是一個與脂肪有關的問題，而事實上，糖分也可以對身體的其它代謝形式造成不利的影響。研究人員在對倉鼠進行的實驗中也發現，這些倉鼠在吃了完全不含脂肪而含糖量很高的食物之後，體內同樣都出現了膽結石。糖確實是給身體的脂肪代謝功能帶來了負面的影響，人們還可以看到，食用甜食不僅會使人體血液中的脂肪升高，而且血液中的膽固醇量也會增多。「血液黏稠」是當今許多人都害怕的一種狀況，這種狀況可絕對不是一個單純的脂肪問題，它卻也是一個與糖相關的問題！偏偏不幸地是，糖與脂肪或是與蛋類結合在一起，才能成為製作糕點甜食的誘人前提。上述這些是要強調，我們不能因此而從原則上指責這些甜食，而是要在食用甜食方面回歸到一種有助於人們身體健康的量度上來。

如果不是食用糖類，而是麵包和蔬菜的話，那麼麵包和蔬菜裡所含的澱粉，會逐漸通過消化轉換為糖，更確切的說，是轉化為葡萄糖，即是血糖，澱粉畢竟是一種基本物質，也是植物儲存生命力之所在。這樣的話，血糖就不會突然升高，也不會因此而出現接下來的血糖大幅下降的狀況。除此之外，健康的肝臟亦會始終保有一種充足的醣原儲備狀態，這一醣原即是相當於澱粉，它會在身體於任一時間有此需求時被分解出來，如此一來，血液中便有了足夠量的糖分，這樣看來，給生物體直接供應糖分原本就

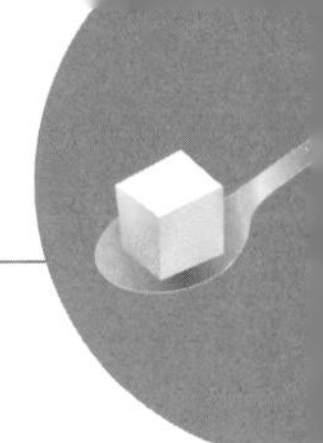

是沒有任何必要的。

糖，更準確的說是葡萄糖，對生命來說是必需的，所以，它不僅存在於每一種植物中，而且每一種動物以及人類身體裡都含有糖分。

雖然糖可以從每一種生物體中離析出來，但是要想獲得一種經濟的萃取，還是當然只能出自於那些含糖量豐富的植物，比如甜菜和甘蔗。

然而，這兩種植物是無法產生葡萄糖的，從它們那裡只能獲取口味甘甜的蔗糖，也正是「可利用的糖」，這種蔗糖經過高度的純化之後便會結晶為市售糖類（即工業製糖），即可來到市面上出售。所謂的葡萄糖，絕對不是從葡萄中提煉出來的，因為這樣做會耗資巨大。更確切的說，葡萄糖是從玉米澱粉或是馬鈴薯澱粉中分離出來的。隨後經過提純，便以「葡萄糖」的名義出現在市面上。

多年來，果糖也是以一種「更純」，結晶更加完整的形態出現在市面上。果糖的甜度高於葡萄糖，因為它較容易被身體利用，所以，對於糖尿病患者來說，果糖是比較容易消化的。那些市售的果糖也不是從水果中生產出來的。無論是何種糖類，都沒辦法強迫解釋其出處，因為對於這些經過高度純化和離析的物質來說，它們的來源問題早已顯得多餘了。在這種情形下，只能看其為何種化學-合成物質而定了。實際情形確是如此；但是，這些糖類的名稱對於不瞭解實際情況的消費者來說，是一種誤導，因為消費者大多沒有意識到，用果糖，葡萄糖以及其它名稱來命名的某種化學定義的物質其實是不取決於其出處的。

所有的糖類都具備可以結成晶體的特性。由此，也就需要對糖施以淨化的程序，也就是說，盡可能的使甘蔗汁或是甜菜汁濃縮，這樣便會產生糖的結晶體，之後再繼續使之「純化」。透過這種方式，從兩種甜味植物中得到的便是同一種物質，以至於無法確定（或是只有耗費鉅資方可查明）這一提純物到底是來自於甘蔗還是出自甜菜。有趣的是，偏偏是這些甘蔗糖以及甜菜糖尤其容易結成晶體，即是商業上慣用的，經過製糖工廠高度純化至99.9%之

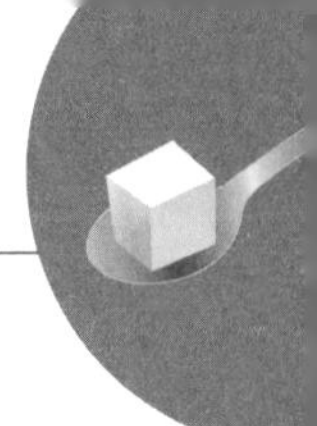

「純」度的工業製糖；人們可以從這些結晶體中製造出更大顆粒的晶體。冰糖正是來自於這樣的結晶體。這種不尋常的現象說明瞭什麼呢？

所謂結晶體，是指無生命的礦物質。從來沒有哪一種生物會產生結晶。因為糖無論如何都是源自於生物，所以在這一點上（至少在形成結晶方面）它當屬例外。說起來請大家不要誤解，人們今天也同樣製造了蛋白結晶體，氨基酸結晶體以及維他命結晶體。然而這些結晶體會導致有生命的領域中出現貌似生命的現象。一旦蛋白質轉變為結晶的形式，那它便不再是實際生命進程的載體，最多也不過像一隻已被宰殺的動物那樣，還保有僅存的某些活性。而因為那隻動物的肉裡仍然還含有一定程度的活性的，所以它才能被當作人們的食物。此外，人們還必須分清結晶體的不同類型：維他命結晶體至始至終都是非常細小並且是成束狀的，從來沒有哪種「真正」的結晶體大如冰糖，水晶體或是螢石晶體那般。

從結晶體的形成，人們可以看出，生命活力是遠離於結晶體的。這一點，在工業製糖中製造出的大顆結晶體上表現的尤其清楚，而在果糖方面便顯現不出那麼多，因為果糖不容易結晶而且也只可能結成很小的晶塊。儘管如此，無法改變的事實是：每一種「純淨」的糖類都是一種孤立的物質，這一物質很容易結成晶體。但是，每一種孤立的物質都是無生命的，活著的生物絕對不可僅由某一種單一物質組合而成。就這一點而言，化學含義上的「純化」即意味著生物學意義上的「殺死」。

如此一來，糖的生理學上的效果便立刻顯現出來：我們的「生命物質」（譯注：即指「食物」）只能在一定的範圍內供給人體養分，也就是說，當這些物質還包含有活性，並且因此把這一活性輸送給人體。只有後者（譯注：指「活性」）才完全有理由堪當食物（Lebensmittel）這一名稱。而所有其它可以用來吃的東西，也不過是食品（Nahrungsmittel）而已，比如：鹽，部分來說，對生命是必需的，但是它卻不包含生命力。而咖啡、茶或是糖之類的嗜好品也是一樣的。一個結晶體，即無生命之物質，是

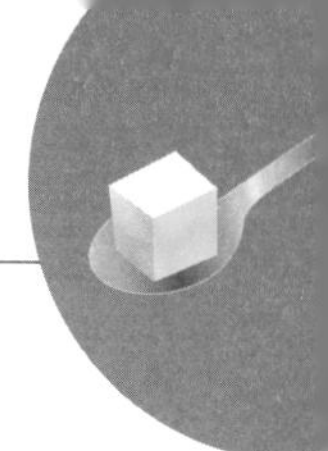

沒有任何生命力的。

糖雖然還包含有卡路里（譯注：熱量單位）可以迅速的給人們提供「能量」，但是它卻無法為人體供應生命力。當今卡路里的概念只是純粹的量的概念，它不包括有活性的生命力。所以，卡路里不適合作為一種「質」的名稱。

糖含有一定量的卡路里，這個量是可以詳細查驗出來的，即為每克糖中有4．1卡，但是糖卻不包含生命力。所以，一個身體上精疲力盡的人，比如說登山客，可以透過進食糖類來迅速的重獲其體力勞動所必需的的能量。在這裡，糖分甚至可以起到救命的作用。但是，如果人們以為可以隨意的繼續進行這種「能量的補償」的話，那實在是一種錯覺了，因為從長期來看，人類和動物還是需要從植物的或是動物的生命領域裡獲取生命力。而能量卻是一種漸漸逝去的生命力。

所以，單單依靠糖分，人類（以及動物）是無法生存的（就連蜜蜂自己，這些製糖專家們，也只能在有限的時間內食用糖分）。以當今科學的理念來解釋，即是說，糖，作為一種純淨的物質，絲毫不含任何維他命，礦物質以及其它物質。只是給身體輸送糖分，是不可能獲得有生命力的物質的。上文中已經講過，生命絕對不是依賴於一種孤立的物質，而是始終需要大量的載體。今日的生物學已經不再把生命看作是獨自存在的了。生命，從表面上來看，需要許多物質，但是，就算給身體提供了全部的物質，還是依然無法構建生命力。只有當身體的總體力量大於這些部分物質的總量時，身體的生命力才會遠遠多於那些添加了維他命，微量元素以及其它物質的能量。

工業製糖到底脫離生命力有多遠，那要看它是否還儲存有別的活性；人們常常把這一點利用在製作果醬，果汁還有蜜餞方面。當這些甜品包含了至少60%的糖分時，便可絕對保證它的可儲存性，也就是說，在這些甜品裡不會有微生物生長，也不會出現發酵現象。家庭主婦們通常按照「一磅水果一磅糖」的比例來製作果醬，那就意味著，每

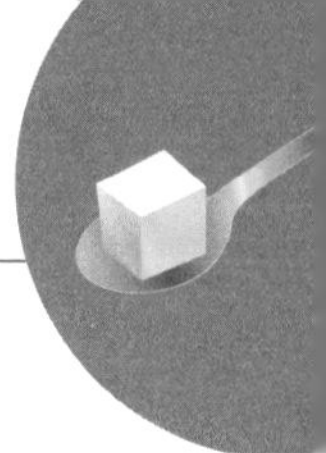

一磅裡含有50%的糖分，這也是家製果醬剛剛好需要的量。市面上出售的果醬，為了確保其保存期限，至少含有60%的糖分。要想含糖量低於50%的話，那麼這項產品就必須經過殺菌消毒或是置入冰箱保存，並且必須在短期內食用完畢。

若給一個人吃糖而不是吃麵包的話，這實際上可以說是給了他一些石頭（即是一種結晶體，無生命之物質），其中不再包含任何的生命力。如果這個人吃一顆甜的水果的話，那麼狀況便會完全不同。在這裡，人們可能會提出異議：水果也是終歸含有糖分的。以這種簡化了的方式來提出異議，實在是一種誤導，因為水果不是由哪些「成分」所組成的，而是水果本身就是一種生物體，這種生物體源自於生命力並且包含有生命力。

當一種物質變成孤立的時候，這種生命狀態便遭到了破壞。依據當今化學領域的思維方式，可以這樣說：在含糖的天然產品中，人們確實可以找到那些維他命（B-群）還有礦物質或是微量元素，再如鈣以及其它物質，這些也正是生物體為了消化糖分所需要的物質。但是，人們向來喜歡享用帶有純粹甜味的基本物質，那正是糖，因此，糖才被離析孤立出來。這個結果是一步一步逐漸達到的：新鮮的果汁也還算是（幾乎是）一種生物體，它或多或少還有留下一些僅有的結構尚存的纖維素。再經過一步步的純化，所有「多餘的附隨物」亦即特殊的植物生命力之載體，都被剔除出去，直到最後只剩下一種純的物質，就是糖。這一物質真的非常「純淨」，以至於其中不再有植物本身的任何蹤影。所以，對於白糖來說，也就是指那些經過了高度純化的工業製糖，它到底是來自於甘蔗還是出自甜菜，都已經是無關緊要的事情了。它們的特殊載體物質早已大量的流失了。

　　許多人尤其喜歡吃紅糖，因為他們自認為，紅糖也許還是有些生命力的。當然，紅糖裡確是含有少許的「植物」。但是，與白糖相比，這種含量實在是太少了，以至於人們可以完全忽略它們。這還尚且未說，在紅糖的化學加工過程中可能會產生一些事與願違的分解物和污染物，

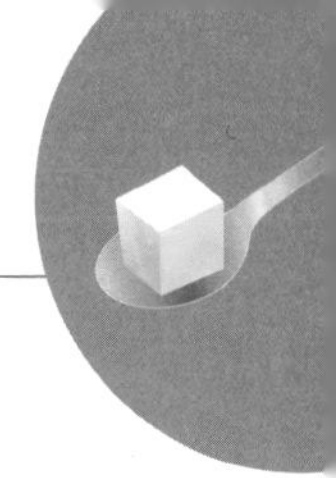

這絕對不是一件大家所希望的事情。

另外一種狀況出現在糖蜜和甜菜糖漿方面，它們大致都可以被稱作是濃縮了的植物汁液。經過濃縮而得到的全蔗糖也屬此列。這些產品還依然保有植物的 — 即甘蔗的 — 原始風味，它們在一些廚房的烹調料理中是很重要的。相反的，那些經過純化了的工業製糖，吃起來的口感不過是很中性的「純粹甜」而已。除此之外，市面上還有各種各樣的、或多或少經過純化了的中間產品，這些產品從濃縮的汁液到工業製糖，常常是各不相同的。

毫無疑問，濃縮的汁液不具備那些經過高度純化的物質的缺點。然而，正如每一種儲存物質的方式那樣（包括烘乾儲存，比如：乾草料，蜜餞，奶粉），這些濃縮汁液，儘管它們可能還完全保有維他命含量，然而，與新鮮的產品相比，他們也不過是僅僅存留了部分的生命力。人們應該清楚，從生物學的角度來說，新鮮的產品依然是遠遠優越於那些經過加工了的產品的。

依據以上論述，有一件事實是顯而易見的：糖雖然可以給身體提供能量，卻無法輸送生命力。而人類和動物需要從食物中獲取的正是生命力，以此，生物體才能激發出其自身的生命能力。肝臟的任務就是：從那些食物的生命力中建構出一種新的、有生命力的、甚至是個人獨有的身體物質，這可是每一種生物生存的基礎。換句話說：肝臟需要的是生命力，而不是能量！所以，活力，可以說是一個「精力充沛」的人的顯著特性。但是這樣還不夠說明此人是真的精力旺盛，或是此人具備很多超凡的生命力。因為他自己是絕對無法依靠這一活力 — 也即「能量」—來生存的。這一活力（這種活力與膽汁的產生息息相關）一定要利用那些原本來自於食物的生命力，那也是肝臟在建構生物體自己的獨特身體物質時所必需的生命力。所以，首先對於那些生病的人或者肝臟受損的人（他們需要的正是生命力）來說，糖是毫無用處的物質；糖無法給他們輸送身體所需的生命力（為了建構有生命力的物質所需）。因此，肝病患者或是肝功能不好的人（估計約佔工業化國家人口的80%）應該至少在一定時期內（治療上需要大約4星

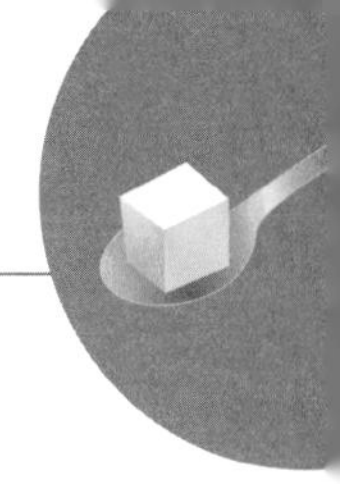

期）完全戒除任何一種含有糖分的食物。在這一段時期，他們大多都會非常明顯地感覺到身體的好轉。當今，人們對糖的消費量不斷地增加，這也會給一個「依然是」健康的肝臟帶來負擔，而遺憾的是，這一點並沒有受到人們的重視。在前文中我們已經討論過：低血糖症的狀況會造成肝臟受損，如此以來，肝臟所儲備的物質 — 即醣原 — 便會不斷地減少下去。

當現代人出於理性亦或聽從醫生的建議，嚴格限制對糖的消費或是暫時不吃糖時，他們多半還不願意放棄那種對甜食享受的習慣。所以，很多人相信，可以用蜂蜜來輕易地代替糖，於是人們增加了其對蜂蜜的消費，因為蜂蜜是「那麼的健康」。這種誤解還需要我們對其進行進一步的詳細論述。由於害怕吃進過多卡路里，人們便用一種合成的增添劑（譯注：尤指糖精）來代替糖，正如添加於一些輕食產品裡的甜味劑，而這種替代糖的方式，也是無法解決人們早已習慣於甜味的這一問題。

蜂蜜是源自於花朵以及蜜蜂的有生命力的生物體，

它的結構是協調統一的，而不是一種隨意的接合，也不像人造蜂蜜那樣從工業製糖中離析出來。真正蜜蜂釀製的花蜜是一種大自然中原本就存在的寶貴的自然產品，因此，蜂蜜比糖昂貴是有道理的。蜂蜜中除了含有我們討論過的糖類（葡萄糖和果糖）之外，還包含很多可以對身體起到極大作用的高活性物質，比如說：酵素，氨基酸，微量元素，維他命以及其他高效物質。作為一種源自於生命力的生物體，蜂蜜絕對不可以被加熱超過攝氏50度，因為經過高溫加熱，雖然蜂蜜中的糖分不會遺失，但是上述的那些物質，特別是酵素（它主要是產生高效的殺菌作用），一定多少都會受到損傷，甚至被完全破壞掉。蜂蜜具有殺菌的功效，早在古代，人們就已經在利用這一點了，比如，在人們患了咽喉炎，白喉或者咽峽炎（譯注：尤指扁桃體炎）時，便可在口中含少量的蜂蜜，徐徐嚥下，症狀很快就會得到緩解。在遇到不容易癒合的傷口時，也可以將蜂蜜外敷於傷口上使用。出於蜂蜜的這種無與倫比的構造，蜂蜜已經不僅僅是一種食物，而是成為一種治療藥物。所以，人們也不應該無限制的食用它，而是應該把它當作一

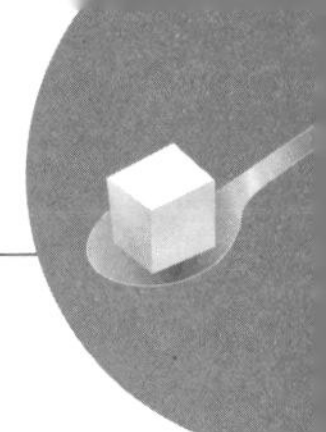

種治療藥物，少量的拿來享用。

正是由於蜂蜜的這種特性，蜂蜜可是不適合拿來給嬰兒食用的！它不僅很容易造成嬰兒腹瀉，而且與只存在於牛奶中的乳糖相比，蜂蜜會對嬰兒產生一些不利於健康的影響。雖然，與任何一種動物的乳汁相比，人類的乳汁（含有7%的糖分）基本上是比較甜的，然而，乳糖有著它特別的任務，它對於嬰兒尤其是對嬰兒大腦的構建來說，是非常重要的。所有的事實都可以證明：有如半乳糖（它只存在於乳糖中）那樣，蜂蜜中的果糖具有一些完全相反的特性（商業上慣用的工業製糖中也含有果糖的成分）。人們倒是應該好好思考一下，乳糖僅僅存在於牛奶之中，其他任何地方都不可能找到它，在牛奶中，乳糖要執行其他糖類都無法完成的任務；除非乳糖為了完成某些相關任務而被改變了這一特性之時，它才會給嬰兒的成長帶來一種不恰當的負擔。

古時候，人們還知道：奶是屬於嬰兒的，而蜂蜜是屬於老年人的食品！通過奶汁的幫助，嬰兒或是孩童可以與人世間聯結在一起，而老年人則是通過食用蜂蜜，使其從與人世間太過緊密的聯結中擺脫出來，重新來到高階的靈性層面。當今，這一切幾乎是反過來的，人們用蜂蜜代替糖分來餵食嬰兒，而且督促老年人多多的喝牛奶（為了防止「骨質疏鬆」），這些做法會為人類的整體發展帶來一些深刻的、而又根本不被人們所重視的不良後果。

為什麼人類以及某些動物會有一種對於甜食的特別需求呢？這種「對於糖的需求」，無論如何都是人為造成的，因為在大自然中原本不存在任何純粹的糖。自然界中只有很少的產物是真正甜味的，這一定有其特定的含義！前文中我們討論過，糖在生理方面起著必要的作用，葡萄糖（而不是普通常見的工業製糖）的作用便詳細的說明了這一點，根據人文科學研究得出的結論，糖還有另外一項任務：也就是說，糖對人類來說，具有一種遠遠超越於生物學領域的意義。

這是由於其甘甜的味道。事實上偏愛甜食的動物不多，比如螞蟻和馬，而大多數動物（**尤其是山羊**）則更喜

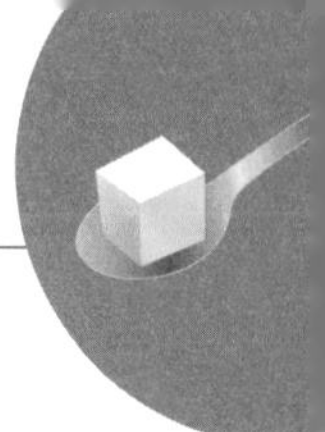

歡吃鹽。對很多人來說，甜的味道是非常具有吸引力的，食用甜食簡直就是一種享受。在這裡，就涉及到一個精神層面的問題！意味深長的是，人們可以觀察到糖的一些互相矛盾的效用：自從人們生活中有了糖，在睡覺前（或者刷牙之前）喝上一杯糖水或是一份加了蜂蜜的助眠茶，便被人們當作是一種無害的催眠劑 — 事實也是如此！但是，人們在白天食用同等分量的糖分時，卻可以使頭腦變得清醒！這種矛盾結果的產生一方面是由於肝臟的工作節奏，在夜晚，肝臟的功能會增強，因此，與白天相比，肝臟可以在夜晚更好的消化糖分。[3]另一方面，白天時人們是正處於工作狀態的，這也是糖可以起到興奮作用的前提條件！有些人，在吃過甜味的早餐（如今大家普遍都是這樣來吃）二到三個小時後，便會感覺非常疲倦。這又再度成為一個肝臟的問題，它要求這些人早上絕對戒除糖分以及所有的含糖食物。

總體而言：當一個人吃糖時，他可以直接地感受到一定程度的體力增強。這並不僅僅是因為他被提供了能量；

這種體力的增強主要是由於，這個人感覺到，他所有活動的基礎變得更為寬廣了。他不僅在身體方面感覺比較有工作效率，而且頭腦也較為清醒，精神上也比較有力量，因為，透過糖的作用，他的「自我」獲得了一個比之前大得多的基礎。如此以來，這一「自我」便感覺明顯占了優勢，而且更為強大。如果人們以為，自我本身現在是增強的，是由於糖的作用，自我才變得強大了，這一看法實在是一種會帶來嚴重後果的誤會。人類的個體性，即自我，是不可能以如此簡單的方式，只透過一種美味可口的享樂物質便得以增強的。只有透過終身的訓練、工作、努力和學習，還要做出某種程度的犧牲，人類的個體性才能獲得一種提升。人類的每一種能力要想得到發展，就必須經過不斷重複的練習，也就是投入意志力，從幼兒學習走路開始，學會所有的人都必須掌握的各種能力，直到人們靈性層面的發展，皆是如此。

糖確實可以增強這種「自我」的「感覺」，然而，這一感覺的強弱，並不是由自我的實際強度來決定。在

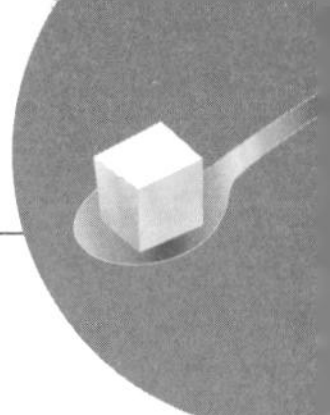

此，這種感覺或多或少都只是一種幻覺，是一種「借來的」而不是學會的力量。這便解釋了，為什麼尤其孩子們那麼喜歡吃甜的東西：透過吃糖，孩子們會在他們的身體裡，如此真實的體驗到一種「在自己家裡」的舒服滿足感覺；糖甚至可以給他們帶來一種有力量的感覺，以及優越感，這些是孩子們在一定的程度上所必需的，但事實上，孩子們必須依靠自己來發展這些感覺。基於這種原因，老年人也需要增加其甜食的攝取量：老年人常會感覺到力量的減退，還有一件事實就是，與年輕人相比，老年人在很多方面都不會再成長了。糖又重新給了他們力量，以及個體增強的感覺，如此以來，他們便可將這種力量儲存在身體裡。在前文中，我們就已經討論過，蜂蜜對於老年人來說具有何種意義。

還必須再次強調一點，透過吃糖得到的增強，在此只能說是一種強烈的體力上的增加，而不是「自我」的增強，它涉及到的僅僅是一種感覺，一種較之前更為強烈的感覺到精神的存在。糖可不是自我（Ich）的載體，而是自我-組織的載體（Ich-Organisation）。「糖在哪裡，自我組織就在哪裡」[4]，魯道夫・施泰納就曾經寫過這樣的句子，非常清楚的來區分這一問題。自我組織與人類的「自我」之間存在的這種根本上的區別，從我們目前討論的議題（譯注：指糖）來說，是無法對其進行詳細的解釋的。為了便於理解，我們只能說，自我組織對於自我來說，是靈性工具。它使人類成為真正的人，並賦予人類所有的特性，這些特性是動物沒有的，比如說，直立行走，語言和思考能力，以及其他等等。這些動物天生不具備的才能，也正是人類必須學習的內容。

以下這個例子，應該可以更加清楚的區分自我組織和自我這兩個概念：眾所周知，當一個能力較弱的人，或者一個還未完全發展成熟的人，擁有一些強大的「工具」（比如：很多錢，一輛跑車，很高的職位等等）時，便會產生極大的問題，因為他還無法掌控這些工具。「他的」這些優勢，隨後便會刺激他四處去炫耀，去「吹牛」（人們用該詞來直截了當的形容這種人），他通常不是開快

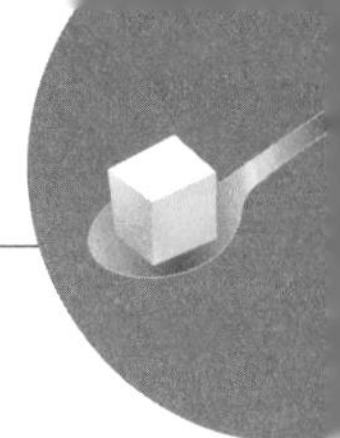

車，就是把音量放得很大，亦或使權弄威做些有損於他人的事情。這些工具給了他一種幻覺，以為自我變得強大了，這也正是糖（自我組織）在人們（自我）中起到的作用，直到最後出現一種錯誤的利己主義，這種自私自利總是產生於一種幻想的優勢。一種強大的自我，始終都是謙遜的，因為他（或她）「瞭解」，語言守護神（譯注：出自羅馬神話），一直以來，是如何確切的覺察到世間的一切的。

雖然血糖是人類賴以生存的基礎，不但作為生命中必需的物質而且是自我組織的載體，但是一切都明確的指出：從生物學的角度來說，對人體輸送糖分，是絕對不必要的。如果人們食用麵包，蔬菜或者類似的產品，那麼為了分解這些食物中所包含的澱粉，並且將其轉換為血糖，身體就需要人們自身的一種努力活動。而當人們直接食用糖分時，這種活動則大大降低了，因為，人們沒有付出任何的努力，便獲得了這一現成產品（譯注：指糖分）。在心理層面亦是如此：眾所周知，在一個孩子成長的過程中，有很多方面，大人實際上是幫不上忙的，比如說：學習、四處遊歷、訓練、還有適時的放棄。然而，一旦人們幫助孩子避免付出這些種種努力，也就是說，孩子成長過程中沒有投入自己的努力，那麼這些善意的「減輕負擔」，常常將會在隨後累積到一定的程度時，掀起複雜的問題，而到那時，這個孩子的能力（需要透過訓練獲得的能力）是不足的。重要的是，到底會出現什麼樣的問題，那或許就要在幾十年之後才會知道。到那時，在這個孩子身上，可能會顯現出，比方說，消化系統薄弱的問題，或是免疫系統虛弱，[5]亦或出現心理上或精神上脆弱的問題。之所以會產生這些問題，是因為，本該是那個孩子去做的事情，旁人卻取而代之，只有孩子自己去努力做事，最終才能真正的增強他的自我，並發展自身的能力。那些「現成的」產品，比如維他命D以及糖，還有用「現成的」玩偶以及圖片來做遊戲，給人們帶來的所有的直接作用便是：減少了人們自身的努力活動，從而削弱了自我。只有在訓練和克服阻力的過程中，自我才能得到發展。而那些現成的產品是無法幫助人們實現自我的發展，它們只是給人們

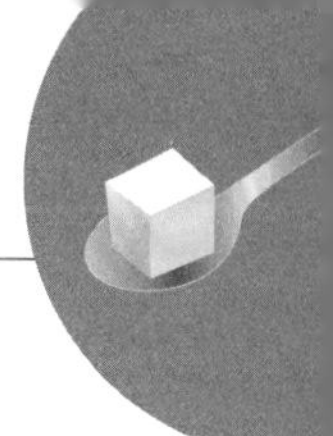

一種幻覺，以為自己變強了，無所不能，擁有一切並且掌控一切了。糖分的作用正是支撐了這種感覺，同時也一天天明顯地感受到一種迅速的、但是暫時「借來的」增長力量 — 而並沒有同時增強自我的能力，以來應對這一變化！

於是便得出一個結論：正是那種還未受過教養或者尚未完全發揮作用的自我，就像小孩一樣，是特別危險的，因為處於這種情形下的人們是無法合理的使用其增強的「自我一感覺」的。當有人自己爬上了一座山，而另外一個人是乘坐纜車上來的，於是他們兩個都到達了山頂；這一「結果」，雖然從表面上看來是一樣的。然而，不僅對於經歷來說，而且在肌肉的訓練方面，它們的意義則是截然不同的。

這也涉及到當今人們整體的生活方式，現今人們普遍的理想便是：付出盡可能少的努力，而獲得盡可能多的錢財（人們大多想要）、享受以及成功。如此以來，人們內在的發展（只有透過自身的努力活動，才能實現這種發展）則必然地停滯不前了。糖，在這種情形下，便發揮了其增強的假象，它供給人們迅速的、而又不需要付出努力的「能量」和「享受」。

魯道夫・施泰納曾經一再指出，文明（不是說文化）的發展，是與糖的消費同時進行的，在這一進程中，糖，促使人類「思考功能的獨立性」能夠得以增強。[6]毫無疑問，人們的飲食方式也決定了人們的生活方式，反之亦是如此。這一點，適用於肉類消費和酒類方面，當然也適用於糖類。「我們可以這樣說，透過食用糖分會產生一種毫無愧疚感的自私心理，這種心理，對於道德-靈性領域裡所必需的無私忘我精神來說，可以成為一種平衡力量。否者的話，世間太容易出現各種各樣的誘惑了，人們不僅僅會忘我，而且還會變得愛空想，愛幻想，雖然擁有一種對人世間各種情形的健康的判斷能力，卻無法將其與實際狀況聯繫在一起。在飲食中添加一定量的糖分，便可為人們提供保持腳踏實地的機會（儘管一切都已上升到靈性的世界裡去），以及某種程度的健康的世界觀，便於人們更好的培養自己… 總體上，可以說，食用糖分，可以有形的提

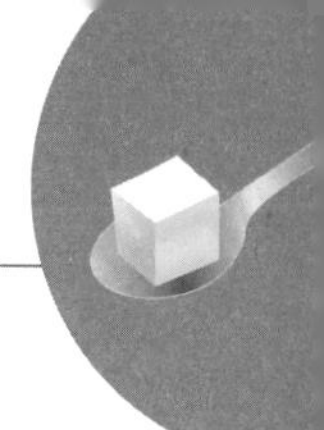

高人們的個性特質。」[7]但是，人們必須記得，魯道夫·施泰納的這段話是於1913年說的，而在過去的80多年間（譯注：此書大約完成於1997年），人們對於糖的總體的消費量已經極大的增加了。

上文中，援引自魯道夫·施泰納所講的那些危險（人們「不僅會忘我，還會愛空想，愛幻想」），在今天，是不大會發生的，當今的人們會更加的「腳踏實地」，而且多半甚至是踏得太過緊實了。

魯道夫·施泰納在1923年所做的一次演講中說道：「如果糖分被以一種正確的方式輸送到生物體裡去的話，那麼糖也同樣是一種保持人們內心堅強的物質。」[8]在那次演講中，魯道夫·施泰納還詳細地論述了：如果人們食用大量的糖分的話，人們會變得自信和自私；假如人們的糖分攝取量比較不足的話，人們不會變得自私，但會軟弱。我們必須清楚的是，這裡的「軟弱」既不是針對身體上的力量而言，也沒有涉及到靈性層面的力量，而是表示：某人沒有明顯的表露出其「個體性特質」，其「自我」是不顯眼的，也就是說，自我很少被顯露出來，比如說，不是那麼的自私。在此，我們也應該注意到，1923年的世界情形與現在是截然不同的。

現今的狀況是這樣的，因應文明的需要而形成的那些生活方式，喚起了人們對於甜食的需求，因為人們的生活節奏越來越快，也需要越來越多的效率和能量。人體內所消耗的糖分確實是增加了。這些增加的糖分供應量，又再度激發了人們的優越感，以及因此而產生的生活節奏繼續加快的結果。業績的壓力增加時，人們便以食用甜食來應對它，於是，人們又轉過來，可以創出更多的績效。用這種方式，便產生了一種惡性循環，其最終的結果便是：人體精疲力盡，因為它並沒有被供以真正的生命力。已然成為事實的是：現今，很多人都認為，沒有糖，他們便無法擁有足夠高的工作效率；然而，這就意味著，他們已嗜糖成癮了。以往，糖的世界生產量共計如此：

1800年	25 萬噸

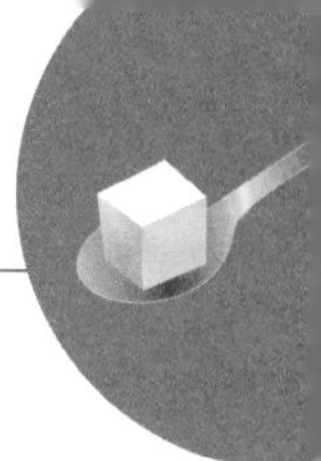

1850年	150萬噸
1900年	超過1100萬噸
1950年	3500萬噸
1980至1990年	7000-8100萬噸

然而在此，人們必須要注意到一點，世界人口的總數已經從1800年的9億增加到1900年的16億，最終到了1990年，世界人口總數甚至已經到了53億。但是，到了1980年前後，在那些所謂的文明的國家裡，相應的糖的消費量仍在持續的攀升中，以下便顯示了每人平均每年對於糖的消費量：

下列數據以年為單位計算

1800年在歐洲	1 公斤，這就大約是	2.7 克/天
1850年在歐洲	2.5公斤，	7 克/天
1980年在歐洲	40.3公斤，	110 克/天

1980**年在美國**	50.3**公斤，**	137 **克/天**
1980**年在澳大利亞**	55.3**公斤，**	151 **克/天**
1980**年在愛爾蘭**	69.1**公斤，**	189 **克/天**

第二次世界大戰造成了生產的縮減，而二戰之後，生產便隨即出現了迅猛的上升，近些年來，又再次降低了。在瑞士，比如說，在八十年代，平均每人每年消耗掉48公斤的糖，而在1990年間僅僅為41公斤。也就是說，每人平均每天消費了132克（更確切地說，是112克）的糖。

大約在第二次世界大戰之前，甜食，對於孩子們來說，還是一種特別的獎勵，相較而言，今天它已成為人們每天都可以多次食用的、一種理所當然的享受，甜食甚至是人們所需求的食品，而各個店家針對甜食所做出的那些巧妙的供應方式，也使得人們的這一需求可以更為容易的貫徹下去。根據美國的一項研究，處於12 歲到14歲之間的青少年，對於甜食的消費量占居了全美第一名，也就是說，他們一年食用了140至150 磅的糖，即是：每天大約消

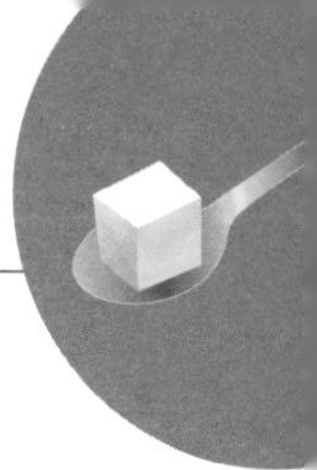

耗178克。[9]

除此之外，在歐洲，人們對於冰淇淋的消費量存在著地域上的區別，消費量最多的，倒不是在氣候熱的國家，而是在挪威。1993年，挪威居民每人吃掉了13.8升的冰淇淋，丹麥以每人9.7升，位居第二名；接下來，分別是意大利，比利時，瑞士，德國以及荷蘭，以每人8到9升，尾隨其後，而西班牙和希臘，反而每人平均只有消費大約4升的冰淇淋，居於最後一名。我們必須弄清楚的一點是，冰淇淋的消費量如此之大，並不是其表面上所顯示的，具有「降溫效果」，而恰是反映了人們對於快速的享受和對於甜食的需求，這種需求，顯然在不同的國家，也是非常不同的。

當然，現今人們對於甜食的需求增加，存在著不同的原因：早在嬰兒時期，小寶貝就已經從他們的奶瓶食物中獲得了那些日常的糖分，這些糖分要比母乳中所含的天然乳糖甜得多。（為什麼無法將這些普通的乳糖添加在嬰兒的食品中呢？人們雖然曾經仔細的研究過這個問題，但是卻還不能解決它。）很多孩子，在其後的發育過程中，都被毫無顧慮的餵食了甜的食物，如此以來，他們的那種健康的味覺，便繼續遭到了破壞。此外，還有一件事實是，糖就像鹽那樣，增加了食物的口感（更準確的說：是增加了享受）。

這就導致了，今天鹹的食物中也包含了很多的糖分（番茄醬中含有14%的糖分！）。然而，當今，幾乎所有的酸黃瓜、魚罐頭（！）、沙拉、還有在美國，每一種麵包也都也被添加了糖分， 這些食品中，可能是加入了糖、糖漿、蜂蜜、糖蜜或者人造增甜劑（譯注：尤指糖精）。這樣以來，人們的生活習慣便改變了，而且那種健康的味覺也就被破壞掉了。

除此以外，對於甜食的需求增加，也有可能是產生於一種確切的感覺：人體缺少了某種物質（Substanz），它便去找尋這一物質。在上文中，我們已經討論過這個問題。有時，那種對於甜食的需求，是以人體想要尋求一些礦物質（比如說石灰，鐵，微量元素以及其他）為根據的，因

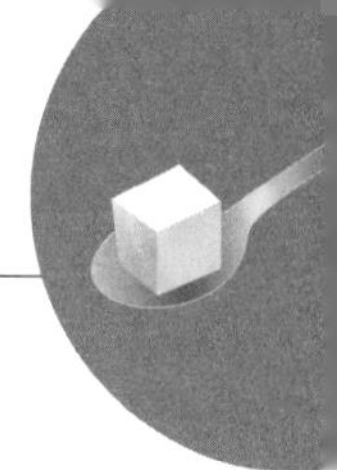

為所吃食物中沒有這些礦物質，於是它們現在便不自覺的，但是錯誤的被那種「礦物」糖（糖是一種結晶體）所替代。如果人們借由有營養的食物（全穀類麵包，新鮮食物，有機產品），供給人體這些礦物質，並且完全捨棄糖類，那麼，一段時間之後（大體上約在4到6週之後），那種對於糖的需求便會消失，也就是說，一旦麻木了的味覺重新恢復到一種健康的感覺上來的話，人們想吃甜食的習慣也就會改變了。只不過，在這一段期間，人們需要「堅持住」，只有通過理性和意志力，才能做到這一點。

人們也有可能是缺失了某些別的東西，即是指，缺少了他人的讚賞，或與之接觸的周遭沒有給予關愛。由此，內心便會產生一種「正確關愛」的缺失，為了彌補這一缺失，於是甜食（作為一種心理滿足的替代品）出現了。糖分攝取量的增加，會導致體重的增加，尤其是導致肥胖，這用俗話來說，是「惱人的脂肪」。此外，這種正確關愛缺失的現象，絕對不等於說，一個當母親的或許不愛這個孩子；完全相反，可能正是這個孩子被溺愛了，以及所謂的被過量的滿足了願望，這些都引起了一種反作用和孩子的抗拒心理。儘管有了這些大量的愛（或者也正因為如此），這個孩子，接下來還是會感覺自己不被理解，覺得失望，並在甜食中尋求補償。這並不僅僅發生在孩子們身上！常常伴侶或者戀人的一方，從另一半那裡得到的不是愛和理解，而是禮物和寵愛。在飲食方面亦是如此：供應給大家是糖，而不是生命力。在以上兩種情形中，都存在著一種內心的（或者說是，來自於人體的）空虛，為了彌補這一塊，人們便需要一再尋求替代的滿足。

真菌感染

由於近幾十年來糖的消費量的增加，產生了一個今天非常普遍存在的問題，那即是，酵母或者真菌的感染。

自從19世紀中期，巴（斯德）氏滅菌法被發明以來，人們便瞭解到，每一種發酵都需要一定的微生物。這就涉及到酵母菌，它屬於真菌中的一種高階的菌種。隨著時間的推移，人們發明出特殊的酵母，來用於製作啤酒（使表

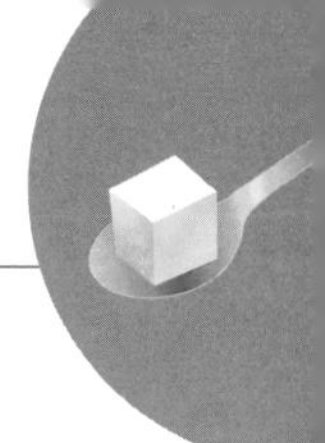

面發酵，以及使底部發酵的啤酒酵母）和麵包（烘培酵母）。這些酵母都是經過特殊而且有控制的培育，而被培養出來的酵母，它們會引起發酵，於是，可以從葡萄的糖分中，產生製作葡萄酒所需的酒精，以及在製作麵包時，透過酵母的作用，產生酒精和二氧化碳，由此，麵包便「發起來」，並變得鬆軟（與紮實的硬麵包相比）。起司中的孔洞，也是產生於這樣的細菌的轉化。這些微生物，對人們來說，可不僅僅是無害的，而是「有益的」 夥伴。從根本上來說，這種看似簡單的發酵過程，實際上是很複雜的，因為那些有關的天然酵母，可以是極為不同的。比如說，在葡萄表面存在的酵母，會隨著葡萄的種類，土壤的特性，氣候等等因素而不同。因此，葡萄酒的品質，特別是它的芳香物質（譯注：植物體內分泌出來的），也會隨之受到影響。依照這種特性，只要人們有適合的牛奶，以及最重要的是有特殊的細菌可供使用的話，人們就可以在其他國家裡，也同樣製作出瑞士的或者蒂爾西特（譯注：俄羅斯加里寧格勒州涅曼河畔的一個鎮）的起司。值得注意的是，儘管如此，對於行家來說，它們還是存在著一些質的不同。

雖然人們從古時候就已經開始食用一些經過微生物的作用而有所改變的食物，或是一些原本就是由於微生物的作用而產生的食物，比如酸奶，酸菜和起司（在此，我們只舉這幾個例子），但是近來，出現了越來越多的所謂的感染疾病，這些感染病是由於酵母菌或者真菌而引起的。在這裡，導致生病的，絕對不是前文中提到的培養酵母，而是一些「野生的」酵母，這些酵母，正如人們給它們起的名字那樣，是會導致人們生病的，也就是說，對於人類來說，它們是致病的病原體。在這些致病的酵母菌中，存在著不同的種類，比如說幼芽真菌，囊胚真菌，尤其是散佈最為廣泛的念珠菌種類（主要是白色念珠菌）：人們可以在不同的皮膚病患者身上找到這些真菌，特別是在粘膜組織上，也就是說，常常從口腔一直到腸子的末端（譯注：指肛門）都可能存在這些真菌！它們當然也有可能在人們的支氣管，肺部，以及內臟器官上繁殖。當今幾乎所有的人都有腳氣的毛病，儘管它的影響是微不足道的，然

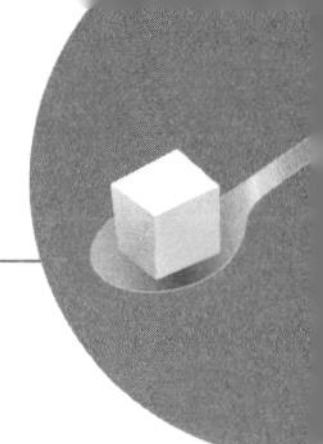

而那些上述的真菌的同類們，可能會侵襲有腳氣的人大片的皮膚部位或者器官。

前文中已提到的「病原體」白色念珠菌，人們在很久以前就已經認識它了，迄今為止，這種念珠菌是以白色苔的形式，生長在人們的口腔裡，其中包括身體虛弱的嬰兒或是糖尿病患者。長期以來，人們都認為這些白色念珠菌是無害的，認為它們「只是」身體虛弱的徵兆。直到最近這幾十年，人們才注意到，白色念珠菌不僅僅生長在口腔裡，而且它可以擴散到腸子裡，從那裡，它還會侵襲其他的身體系統，它可能會引起極其深層的健康紊亂。現在，結論是不難猜想的：白色念珠菌之所以會擴散，當然不可能是由微生物來「決定」說，它們現在想要散佈開來了，而是同樣有如它們最初之所以出現那樣，也就是說，是因為人體出現了整體的虛弱，這種虛弱已經延伸到了身體的其他不同部位。在此，起決定作用的是促使真菌生長的溫床，這一點，在糖尿病患者身上，體現的非常明顯。那些糖尿病患者無法消化吸收的糖分，會特別誘來一些喜愛糖分的酵母菌，而這些酵母菌主要就是白色念珠菌的一種。

人們知道，並不是每個人都會被這些真菌或者酵母菌感染到。人們的身體之所以會受到病菌的侵襲，主要還是因為其身體正處於一種抵抗力虛弱的狀態，比如人們在接受了抗生素治療之後，因為抗生素把那些健康的腸內細菌也殺死了，而這些細菌在健康的人身上，會針對其他的微生物（比如說：真菌）產生一種平衡調節的作用。此外，乳酸桿菌也正是屬於腸菌叢中的這些「健康的」或是包含有益於健康的細菌，它也存在於酸奶，酸菜以及其他食物中。腸菌叢會出現紊亂，也有可能是因為病患接受了癌細胞抑制劑的治療，亦或病人長期服用藥物。除此之外，特別是肥胖的人，以及糖尿病患者，都是高危險人群。眾所周知，真菌偏愛潮濕的環境，這一點也符合真菌以及酵母菌的本性。

這種真菌繁殖所帶來的結果就是，人們的身體可能會出現一些特有的現象：會一再從慢性疲勞，發展到消化功能紊亂，直到出現抑鬱的情緒。一些肺部疾病（慢性支氣

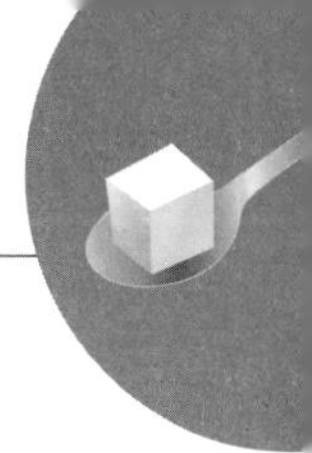

管炎，哮喘）也是屬於此列。

所以說，人們的身體已經有了一定程度的生病的準備（為真菌提供了適合的「溫床」），事實上，那也就是一種虛弱的身體狀態，這就為與此類真菌相關的那種「感染」提供了前提條件。某個人會生病，當然不是因為前文中所討論的啤酒酵母或者烘培酵母。然而，這些培養酵母菌還是可能在擁有充足的養分的條件下（也就是說，在有糖分的環境中），「變得粗野」起來。大家都知道，微生物有著極強的適應能力。我們前文中已經討論過，比如說，當糖對身體造成的衝擊，大到人體將不再能夠對付它時，這時候，身體的新陳代謝功能，便會發生紊亂。

目前的情形是，人們對糖的消費量，在近幾十年來，已經有了大幅的增加，於是，在那些未被人們身體所消化吸收的糖分所製造的環境裡，這些培養的酵母菌是很容易變質的，人體所提供的糖分環境，使得酵母菌能夠在人體內「自由的奔跑」，因為此時人體的掌控能力太過虛弱了。

這些「野性」菌種的代謝，當然是不同于那些培育出來的菌種。因此，除了酒精之外，它們還會產生出非常另類的物質，其中也包括有毒的產物，這些有毒物質也可能產生於一些發酵產品的製作過程中，尤其是在製作廉價的蒸餾物時，比如說：雜醇油，對於這些有毒物質，人們的身體會反應出頭疼，疲倦或者不同類型的代謝紊亂，所以說，這些症狀就有如酩酊大醉之後可能會出現的各種「難受」那樣。

當然，在最初，以上所描述的這些症狀，總的說來，還是相對無害的，但是，正是這種慢性的發展過程，可能會嚴重地損害人們的健康。

如果這種狀況持續很久（或許是幾年）的話，那麼人體便會聽天由命了，身體的抵抗狀況會變得更差，而那些酵母菌也可能會從腸內轉移到其他的器官裡去。據估計，在德國，每年有大約八千到一萬人死於酵母真菌的感染，這其中，大部分都是因為白色念珠菌這種真菌類型所致。

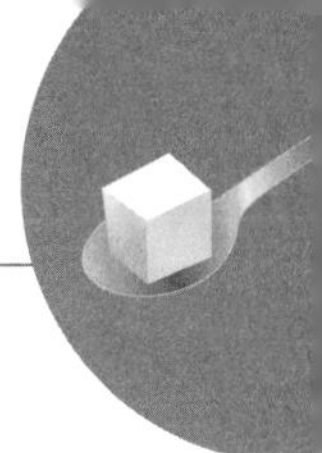

依照當今的思維方式，人們研製出一些特殊的藥物，透過這些藥物的作用，那些真菌可以通通被殺死，大多數時候，這種殺菌的速度甚至常常有如戲劇般的快 ，如此一來不適的症狀便消失了，然而，一段時間之後，這些真菌還會重新出現，因為提供它們生長的那個理想的溫床（是以糖的形態）依然存在著。所以說，真正解決這一因果關係的處理方式不該是殺死那些酵母菌，而是需要摒棄所有的含糖食物，包括白麵粉在內（也就是所謂的特定抗真菌飲食）。正是那些白麵食物，是通過添加了酵母之後，才被烘培出來的，它們含有很容易分解的澱粉，而澱粉可以迅速的轉換為糖分，隨後，這種糖分又再度成為那些酵母菌生長的溫床。

在此，有一點也被大家所忽視了，在最近幾十年，麵包的製作手法已經完全改變了。[10]在此以前，人們喜歡用黑麥穀類（它其實還是種子）來烤製麵包。幾千年來，人們都是透過在黑麥中添加發酵麵麴來製作麵包，這種麴子雖然也含有酵母，但是它卻幾乎不會產生酒精，而是有如酸黃瓜和酸菜的製作過程那樣會產生乳酸。[11]從古時候開始，這種天然的乳酸產品（麴子麵包也屬此類）的製作方法，就已經是世界周知的了。直到最近，這種乳酸對於健康的身體代謝功能的意義才又被重新發覺，然而，這一點，卻沒有被人們真正的運用到實際的生活中去。

因為在近來的烘焙過程中，這種發酵麵麴的配方被刪除掉了，結果，麵團可能會因為它的敏感性，在違背製作規則的過程中，偶爾也「變質」一下，結果就是：麵包沒有發起來，或是透過產生其他的酸性物質，而使得烘烤出來的產品很難吃，或者根本就不能吃了。然而，只要在麵團中添加酵母，就可以避免所有這些問題，有了酵母的作用，烘焙就變得方便多了，也從根本上快多了，以及更有製作成功保障。除此之外，酵母麵包是「透氣的」，並且較容易被消化。所以，之後，它越來越被人們所喜愛。

但是在此，人們沒有注意到的一點是，在烘焙之前的那些準備麵團的做法，到底具有何種意義。也就是說，透過這些做法，會開啟一條分解的途徑，這也是開始了一

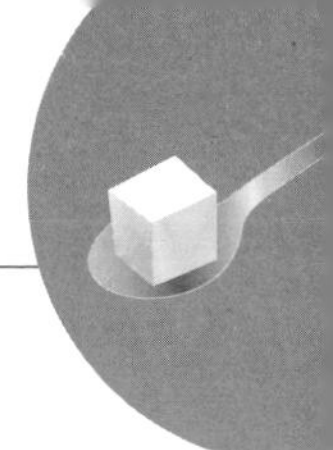

種預先消化的方式，它將使得隨後的消化過程變得更加容易。而這些烘焙過程可能透過兩種不同的方式得以實現的：一種方式是透過添加酵母，麵包中的澱粉則被引到酒精發酵這條路上來，事實上，這種發酵的方式，也正是透過酵母的作用開始進行的，然而，這種方式，偏偏是不應該發生在人們的身體內的。與此相比，另一種方式是透過添加發酵麵麴，麵包中會產生乳酸，而乳酸產生的過程正是一種分解糖分的過程，這一過程也正如它在人們的體內所預先指示的那樣：在人們健康的代謝範圍內，葡萄糖會被分解為乳酸，而乳酸還面臨著特殊的任務，比如說，它可以較容易的再度被建構成醣原（即：肝臟內的澱粉）；除此之外，它還為那些對於健康來說絕對必要的微生物的生長繁殖，提供了適當的條件。

人們應該認識到，「酒精發酵的方式」對於人們來說，顯然是十分有問題的。但是，人們還需要注意的是，真正起決定性作用的，並不是烘焙麵包過程中由於添加了酵母而產生的酒精，因為酒精的成分在烘烤時受到高溫，也就差不多完全消逝了。更確切的說，重要的是：給人體預先指示了哪一種分解的方向，也就是說，這種分解已經找到了一條它可以繼續行進的道路，這條路也正向人體指示出，它之後應該怎樣繼續走下去。為此，恰恰存在有兩種可能性：要麼是那種符合最初的自然消化過程的方式，也即是，乳酸產生的方式；要麼則是那種「酒精發酵的方式」，這種方式將會把糖的代謝引到一條截然不同的路上來（即：酵母發酵），而這也正是人體必須要一再修正的道路。雖然使用酵母來發酵，健康的人會覺得這樣是「毫不費力的」，然而，這樣的決定卻會帶來「持久的影響」。久了之後，那些「小小的影響」將會變得複雜起來。如果這些影響持續幾十年或者甚至影響到下一代的話，而且人們同時依然用相關的產品（在這裡，是指「糖」）來款待自己的話，那麼人們身體的代謝功能，便會隨後偏向於一個錯誤的方向，這種情形，正如目前在世界各地都可以看到的那樣。

在論及烘焙過程時，我們已經提到過，這些麵包製作

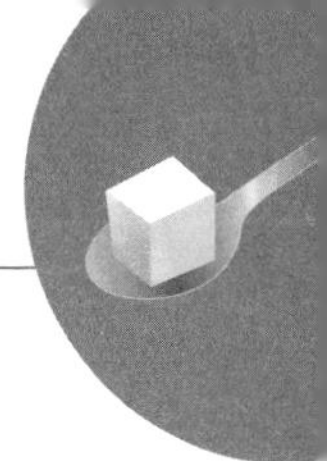

手法的變化，是以「減輕負擔」為根據的。然而，這一點也同樣適用於消化過程，比如說，生物體幾乎不需要任何的努力，就可以消化掉白麵包，而且，糖根本就不需要什麼消化過程。針對這種減輕負擔的方式會帶來何種問題，我們在前文中已經討論過了。

人們越來越多的幾乎只是使用小麥來製作麵包，甚至在人們當今的語言表達中，穀物一詞也被理解為小麥。大約一百年前，人們還可以看到比小麥多出一倍的黑麥，然而今天，小麥要比黑麥多了三倍之多，而且這一趨勢還在持續增長中。小麥麵包，其本身應屬於一種全穀類麵包（「格拉權麵包」，譯注：一種不發酵的麩皮麵包），它雖然非常容易被消化，但是因其缺乏「賴氨酸」（Lysin），或者更準確的來說，是缺乏硫化物，所以說，小麥麵包的營養價值是不足的。特別是，白麵包在製作的過程中，有添加了酵母，從而生物體便沒有對其進行足夠的消化工作，而且其中糖分的分解，要比存在於黑麥麵包中的分解過程，來的更快。

所以，如果人們想要長遠的消除酵母菌感染的話，從食用小麥麵包轉變為吃黑麥麵包，就是很必要的了，在此，還必須注意到，要使用天然的發酵麵麴來製作麵包。（就連我們所說的麴子麵包，在今天，也是被特別添加了酵母或者濃縮劑，人造發酵麵塊，「酸性物質」比如醋，以及其他的產品之後，烘焙出來的，這些添加物會使麵團較快的被發起來，或者只是賦予麵團一種相應的味道，但是，它們卻無法像發酵麵麴中的細菌那樣，起到引導消化的作用。）

然而，自然界還是存在一種烘焙酵素，這種酵素是培養酵母的一種，它是從發酵麵麴的成分中被繼續培養出來的，而且它（比如說）也使得家庭主婦們可以毫不費力的來烘焙麵包。[12]

如果人們今天繼續拋棄那種已有幾千年歷史的習俗的話（也即是，通過發酵物質，使麵包得以成功的被烘焙出來，聖經中就曾描述過這種烘焙方式），這會促使酵母（它只是在這將近幾百年的歷史中，才被人們拿來廣泛的

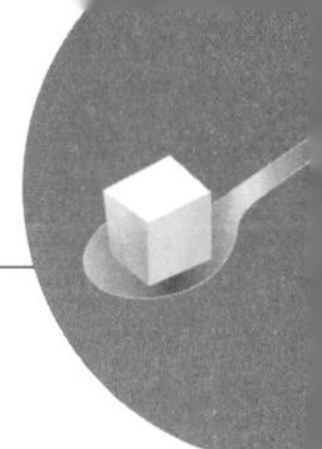

使用）的繼續發展，這種發展是依據了人們的一種尚可以理解的願望，也就是說，一切都要被盡可能的快速，簡單而且「安全」的完成。人們使用酵母來烘焙麵包，也正是出於這一願望。但是，並不是每一種減輕負擔的做法，都只會給人們帶來好處。這種透過酵母來發酵麵包的方式，從長期來看，會促使人們身體的整體代謝功能被編制為完全不同的程序，人們可能要在幾年或者幾十年之後，才會覺察到這種身體的變化，也有可能到那時還毫不知情。大家都知道，恰恰是那種人們所喜愛的，又普遍存在的習慣，是很難以改變的，吃糖以及食用白麵包，正是如此。當然，這並不應該表示說：人們應該捨棄每一種對於糖分的消費！更確切的說，人們應該認識到：事實上，很多身體虛弱，生病以及發展缺陷的狀況，都是因為過度的、長期的食用了糖分，以及一些精製的碳水化合物所致。那些與這種飲食習慣相關的「減輕負擔」的做法（也包括那些幫助減少消化工作的做法），將會隨著時間的推移，變成人們的負擔。

今天，糖已經不僅僅是一個「致病的因素」[2]，這個因素，從長期來看，可能會造成身體的不同類型的損傷。更加困難的問題還在於靈性層面，因為獲得了一種暫時的能量（譯注：指「糖」），人們則產生出一種幻想的強大感，基於這一點，人們的發展便受到了影響。這並不是說，必需避免攝取任何一種糖分，或者甚至是克服掉所有這些慾望，更確切的說， 人們在攝取糖分時，必須要出於理性，保持一個適當的限度，然而，當今，人們不加以鑑別地，便逾越了這一限度。這一點尤其適用於那些體質虛弱（這種虛弱的情形，在全世界範圍內，仍在增加中）的人。

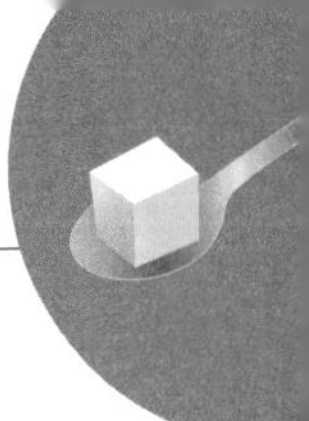

參考文獻

1. Cleave, T. u. Campbell, G. D.: Diabetes, Coronary Thrombosis and the Saccharine Disease, Bristol 1969. Deutsche Ausgabe: Die Saccharidose, Bircher-Benner-Verlag, Bad Homburg v. d. H./Zürich (o.J.).

Yudkin John: Süß aber gefährlich, Bioverlag, 63303 Dreieich (o.J.). Dieses Buch erschien in vielen Sprachen.

Ferner: Dufty, W.: Sugar Blues, Warner books edition 1975, N.Y.

2. Bruker, M.: Zucker und Gesundheit: Der Zucker als pathogenetischer Faktor, Schwabe Verlag, Bad Homburg v. d. H.,Bruker: Zuckerkrank durch Fabrikzucker, EMU Verlag, D-56112 Lahnstein 1991.

3. Wolff, O.: Die Leber – Organ der Lebenskraft, Merkblatt 49, Hrg. Verein für Anthrop.Heilwesen, Bad Liebenzell, 7. Auflage 1994.

4. Rudolf Steiner und Ita Wegman: Grundlegendes zu einer Erweiterung der Heilkunst nach geisteswissenschaftlichen Erkenntnissen (1925), GA 27.

5. Wolff, O.: Das Rätsel der Allergie, Merkblatt 134, Hrg. Verein für Anthrop. Heilwesen, Bad Liebenzell, 4. Auflage 1997.

6. Rudolf Steiner, Ursprungsimpulse der Geisteswissenschaft, GA 96, 22. 10. 1906.

7. Rudolf Steiner, Welche Bedeutung hat die okkulte Entwicklung des Menschen für seine Hüllen und sein Selbst? GA 145, 21. 3. 1913.

8. Rudolf Steiner: Über Gesundheit und Krankheit. Grundlagen einer geisteswissenschaftlichen Sinneslehre, GA 348, 13. 1. 1923.

9. Zeitweise übersteigt der Zuckerverbrauch in den USA den

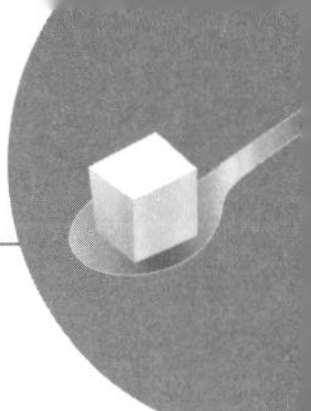

Mehlverbrauch.

10. Wolf, O.: Was essen wir eigentlich? Stuttgart 1996. Eine grundlegende Auseinandersetzung mit unserer heutigen Ernährung.

11. Schöneck, A.: Sauer macht lustig! Stuttgart 1990.

12. Pokorny, A.: Backen von Brot und Gebäck aus allen 7 Getreidearten mit dem Spezial-Backferment, Bad Liebenzell, 4. Auflage 1996.

國家圖書館出版品預行編目資料

糖：嗜甜成癮:糖與吃糖:不為人所察覺之後果 / 奧托.沃爾夫(Otto Wolff)作；王新艷翻譯. -- 初版. -- 臺中市：人智, 2014.04
面；　公分
譯自：Zucker-Die suBe Sucht
ISBN 978-986-87522-7-6(平裝)

1.健康飲食 2.食物

411.3　　03007193

糖一嗜甜成癮

作　　者　Dr. Otto Wolff
中文翻譯　王新艷
審　　訂　許姿妙 醫師
美術設計　上承文化有限公司

出　　版　人智出版社有限公司
地址：台中市南屯區大容東街4號3樓
電話：(04)23379069
傳真：(04)23379359
e-mail：humanwisdompress@yahoo.com.tw
劃撥帳號／ 22727115
戶名／人智出版社有限公司

版　　次　2017年6月　初版二刷
定　　價　150元
國際書號　ISBN：978-986-87522-7-6（平裝）

Chinese language edition translated from
the German original:

Zucker - Die süße Sucht

Zucker und Zuckergenuß;

Unbeachtete Auswirkungen

Nr.151.

By Otto Wolff

3rd edition, 1997

(ISBN 978- 3-926444-25-7).

Printed in Taiwan and published throughout the world

By HUMANWISDOM PRESS

3F., No.4 Darong E. St.,

Nantun Dist., Taichung City 40848

Taiwan

糖
嗜甜成癮

糖與吃糖；
不為人所察覺之後果

Zucker — Die süße Sucht